Hilfe,

meine Katze leckt sich kahl!

Ursachen und Behandlungsmöglichkeiten,

wenn die Katze sich ihr Fell ausleckt;

mit Bachblüten und Homöopathie

Kirsten Schulitz

Hilfe, meine Katze leckt sich kahl!

Ursachen und Behandlungsmöglichkeiten,
wenn die Katze sich ihr Fell ausleckt;

mit Bachblüten und Homöopathie

© Kirsten Schulitz

Coverfoto: Dr. Detlef Schmidt

1. Neuauflage 2016

ISBN 978-3-7412-5589-2

Herstellung und Verlag:
BoD - Books on Demand, Norderstedt

Alle Rechte vorbehalten. Das Werk einschließlich aller seiner Teile ist urheberrechtlich geschützt. Nachdruck, auch auszugsweise, sowie Verbreitung durch Film, Funk, Fernsehen und Internet, durch fotomechanische Wiedergabe, Tonträger und Datenverarbeitungssysteme jeder Art nur mit schriftlicher Genehmigung der Autorin.

Dieses Buch ersetzt selbstverständlich nicht den Gang zum Tierarzt, Tierheilpraktiker oder Katzenhomöopathen.

Die Informationen und Ratschläge in diesem Buch sind mit aller Sorgfalt zusammengestellt und mehrfach überprüft worden. Dennoch kann eine Garantie nicht übernommen werden. Eine Haftung der Autorin für Schäden irgendeiner Art, die sich direkt oder indirekt aus dem Gebrauch der hier vorgestellten Anwendungen ergeben, ist ausgeschlossen. Bitte nehmen Sie bei ernsthaften Beschwerden Ihrer Katze professionelle Diagnose und Therapie durch einen Tierarzt, Tierheilpraktiker oder Katzenhomöopathen in Anspruch.

Die Wirksamkeit der Naturheilkunde, so auch der Homöopathie, ist bisher wissenschaftlich nicht nachgewiesen oder umstritten.

Inhaltsverzeichnis

Vorwort.. 6
Was war vorher, war oder ist neu bzw. anders? 8
Gabe homöopathischer Mittel.................. 10
Gabe von Bachblüten............................... 13

Körperliche Ursachen............................. 15
   Flöhe oder Milben..................................... 16
   Würmer.. 19
   Ernährung... 21
   Wurmkur, Flohmittel, Narkose, Antibiotika, Cortison.. 23
   Impfung... 24
   Giftiges.. 25
   Dauerhafte Medikamentengaben............... 27
   Organbeschwerden.................................... 29

Seelische Ursachen................................. 31
   Kummer und Trauer................................... 33
   Freigänger wird Wohnungskatze............... 35

Veränderungen...............................	38
Eifersucht.......................................	40
Angst...	42
Probleme mit fremden Katzen............	45
Probleme mit eigenen Katzen............	49
Eine Katze kommt dazu.....................	52
Ein Hund kommt dazu.......................	55
Neuer Partner..................................	58
Ein Baby ist da.................................	60
Der Mensch hat zu wenig Zeit............	63
Der Mensch ist nicht da.....................	65
Der Mensch selber hat Kummer.........	66
Was nicht hilft.................................	68
Übersicht der homöopathischen Mittel.....	70
Übersicht aller Bachblüten......................	72

Vorwort

Anfragen in dieser Hinsicht, dass die Katze sich ihr Fell weg leckt, sich gar kahl leckt, sind mit die häufigsten bei meinen Beratungen.

Es ist offensichtlich, dass dieses Problem keine Seltenheit ist. Und da auch Sie dieses Buch gekauft haben, wissen Sie nun, dass Sie nicht der einzige Mensch sind, dessen Katze diese Auffälligkeit an den Tag legt.

Es gibt diverse mögliche Ursachen, körperlich genau so wie seelisch. Nur dann, wenn die Ursache wirklich erkannt wird, kann entsprechend behandelt werden, nur dann gibt es eine Chance dafür, dass die Katze in Zukunft wieder ein wunderschönes Fell hat.

Da Tierärzte leider so gut wie immer rein symptomatisch betrachten und behandeln, nicht aber wirklich alles betrachten und berücksichtigen, kommt die Schulmedizin hier oft nicht weiter.

Und auch daher häufen sich Anfragen bei alternativen Heilbehandlern wie mir.

Mit diesem Buch liste ich Ihnen sämtliche Ursachen auf, die für ein Fell auslecken in Frage kommen können.

Sie sollten eines nach dem anderen durchgehen und überlegen bzw. überprüfen, was bei Ihrer Katze der mögliche Grund, der Auslöser, sein kann. Haben Sie die Ursache gefunden, können Sie gemäß meinen Ratschlägen Ihre Katze mit der Homöopathie bzw. mit Bachblüten unterstützen sowie meine weiteren Empfehlungen umsetzen.

Sind Sie sich von Anfang an recht sicher, dass Sie die mögliche Ursache bereits kennen bzw. erahnen, können Sie selbstverständlich sofort zum entsprechenden Kapitel übergehen.

Ich wünsche Ihnen viel Freude und vor allem natürlich Erfolg mit diesem Buch und hoffe, dass auch Ihre Katze bald wieder im Gleichgewicht ist und ein durchgehend samtenes Fell hat.

Ihre Kirsten Schulitz

Was war vorher, war oder ist neu bzw. anders?

Bitte überlegen Sie nun einmal ganz genau, was als mögliche Ursache in Frage kommen könnte:

- Bevor Ihre Katze mit dem Fellauslecken begann, hat sie hier relativ direkt vorher etwas bekommen an Medikamenten? Wurde sie geimpft? Hat sie eine Wurmkur erhalten oder ein Flohmittel? Hatte sie eine Operation bzw. eine Narkose?

- Bekommt sie ein neues Futter?

- Bemerken Sie Flöhe bei Ihrer Katze?

- Haben Sie evtl. den einen oder anderen Bandwurm an ihrem Po entdeckt?

- Zeigt Ihre Katze noch weitere Auffälligkeiten und Symptome? Trinkt sie z.B. vermehrt? Oder erbricht sie? Sieht ihr Fell nicht schön aus?

- Ist in Ihrem Zuhause seitdem etwas neu oder anders? Haben Sie neue Tapeten, Auslegeware, haben Sie gestrichen?

- Benutzen Sie seitdem andere Reiniger, ätherische Öle, sonstige Duftstoffe?

- Gibt es einen neuen Mitbewohner? Eine weitere Katze? Einen Hund? Haben Sie einen neuen Partner? Haben Sie ein Baby bekommen?

- Ist Ihre Katze Freigänger und geht sie jetzt weniger raus? Ist draußen vielleicht etwas neu, z.B. eine neue fremde Katze?

- Hat sich Ihre private Situation verändert? Haben Sie selber im Moment viel Stress? Oder haben Sie jetzt weniger Zeit für Ihre Katze?

- Waren Sie im Urlaub bzw. eine Weile lang nicht da?

- Was könnte sonst noch neu bzw. anders sein, was war ansonsten noch vorher, bevor sie mit dem starken Lecken begann?

Gehen Sie all diese Punkte bitte ganz in Ruhe durch. Wo immer Sie meinen, dass bei einer Frage oben von mir die Ursache liegen könnte, merken Sie sich dies und lesen Sie diese Kapitel auf jeden Fall ganz in Ruhe durch.

Gabe homöopathischer Mittel

Homöopathische Mittel bekommen Sie in der Apotheke. Wählen Sie am besten eine Apotheke, die sich auf die Naturheilkunde, gerade auch auf die Homöopathie, spezialisiert hat bzw. sich hier gut auskennt.

Bei homöopathischen Mitteln wählen Sie bitte **Globuli** (Streukügelchen) oder **Tabletten.** Diese sind auf Rohrzucker- bzw. Milchzuckerbasis und werden von den Katzen problemlos genommen.

Bei Globuli entspricht eine Gabe ca. **5 Globuli.**

Bei Tabletten entspricht eine Gabe **1 Tablette.**

Tabletten können Sie ganz einfach fein zu Pulver zermalmen, das Sie dann in ein wenig Kondensmilch, Olivenöl, Soße vom Katzenfutter o.ä. untermischen können, was auch immer Ihre Katze gerne mag und somit einfach auf schleckt.

Die Globuli können Sie zum einen Ihrer Katze direkt sanft seitlich ins Mäulchen einstreichen. Alternativ lösen Sie die Globuli in ein wenig Wasser auf und fügen dann Kondensmilch o.ä. dazu, was die Katze dann ebenso aufschleckt.

Die homöopathischen Mittel bitte nicht in Leckerlis

o.ä. verstecken, auch nicht ins Futter geben, denn sie müssen direkt mit der Mundschleimhaut der Katze in Kontakt kommen.

Wenn ich hier **einmalige homöopathische Gaben** empfehle, bedeutet dies, dass Sie das homöopathische Mittel wirklich erst einmal nur ein einziges Mal geben! Mehr nicht, das ist sehr wichtig!

Nur dann, wenn bei der einmaligen Gabe das von Ihnen gewählte homöopathische Mittel hilft, später aber das Fellauslecken doch noch einmal beginnt, können Sie die Gabe wiederholen, aber nur dann, und auf keinen Fall vor einer Woche nach der vorherigen Gabe.

In der Homöopathie gibt es Potenzen. Dies ist die Höhe der Verdünnung des Mittels. Ich empfehle hier bei Einmalgaben die Potenz **C 30**. Haben Sie aber ein Katzenbaby bzw. ein Katzenkind oder eine sonst sehr geschwächte oder kranke Katze, dann wählen Sie bei den Einmalgaben bitte die Potenz **D 30**, die niedriger ist als die C 30 und somit die Katze nicht überfordern kann.

Ist eine andere Potenz sinnvoll, ist dies in dem jeweiligen Kapitel entsprechend notiert.

Bei homöopathischen Mitteln im Falle der Einmalgaben kann eine Reaktion auftreten, auch eine so genannte Erstreaktion. Es kann entsprechend kurzfristig eine Verschlimmerung auftreten. Dies ist absolut o.k. und spricht dafür, dass das Mittel richtig gewählt wurde. Denn der Körper verarbeitet nun die homöopathischen Impulse. Hier müssen Sie bitte kurz abwarten und „aushalten". Denn wenn es sich so verhält, wird es von selber bald wieder besser und gut werden. Es kann also gut sein, dass Ihre Katze sich nach der Gabe kurz vermehrt an ihr Fell geht. Auch kann es sein, dass evtl. Symptome von früher, wenn die Katze früher einmal eine andere Krankheit bzw. andere Beschwerden hatte, diese kurz noch einmal auftreten. Auch diese werden von selber wieder zurück gehen.

Gabe von Bachblüten

Auch Bachblüten bekommen Sie in der Apotheke. Wählen Sie auch hier am besten eine Apotheke, die sich auch mit der Naturheilkunde ein wenig auskennt und Bachblüten einfach beschaffen und selber mischen kann.

Wählen Sie bitte eine Aufbereitung mit **Quellwasser**, nicht mit Alkohol oder Essig (dann nimmt es die Katze natürlich nicht...). Bitten Sie ferner Ihre Apotheke um eine **Mischung** der Bachblüten, wenn Sie mehrere Blüten für Ihre Katze gleichzeitig geben möchten. Es sollten i.d.R. nicht mehr als **5 Blüten** auf einmal sein.

Bei Bachblüten geben Sie Ihrer Katze pro Gabe jeweils **4 Tropfen** ihrer Mischung bzw. der Blüte, einfach auf ihr Futter oder in Kondensmilch o.ä. Sie geben ihr **3 bis 4 Gaben am Tag,** über den Tag verteilt; hier also tägliche Gaben.

Die Blüten geben Sie Ihrer Katze so lange, bis sie entspannt ist und sich nicht mehr an ihr Fell geht. Dann lassen Sie die Bachblüten wieder weg. Tritt nach maximal 14 Tagen aber keine Besserung ein, sind die Blüten falsch gewählt; dann sollten Sie diese nicht weiter geben und andere Blüten wählen bzw. noch einmal die mögliche Ursache überdenken.

Grundsätzlich sollte die Katze Bachblüten vorerst nicht länger als 4 Wochen am Stück erhalten.

Wenn ich hier in einem Kapitel Bachblüten empfehle, lesen Sie bitte dennoch die Bachblütenübersicht am Ende des Buches durch und überprüfen Sie, ob die von mir vorgeschlagenen Blüten wirklich auch zu Ihrer Katze passen. Denn jede Katze verhält sich immer individuell und hat ihren ganz persönlichen Charakter.

Körperliche Ursachen

Es gibt nun zwei Arten von Ursachen, wenn die Katze sich kahl leckt: körperliche Ursachen oder seelische.

Manchmal aber kommt auch eines zum anderen bzw. beides mag bei Ihrer Katze eine Rolle spielen und wichtig sein.

Alles, was den Körper krank macht bzw. belastet oder schwächt, kann ein Grund dafür sein, dass die Katze sich nun ihr Fell so stark leckt: Parasiten, ungesunde Ernährung, Medikamente, Impfungen, Flohmittel, Wurmkuren, Gifte, aber auch Organbeschwerden selber.

Denn die Haut ist ein Entgiftungsorgan. Ist der Körper daher mit Mitteln von außen überbelastet, versucht der Körper, diese Fremdstoffe über die Haut wieder los zu werden. Und dies merkt die Katze natürlich, es stört sie, sie geht sich an ihr Fell.

Flöhe oder Milben

Wenn die Katze Flöhe oder Milben im Fell hat, dann juckt sie dies natürlich so stark, dass sie sich deswegen an ihr Fell geht. Daher müssen Sie diese Möglichkeit zuerst überprüfen und entweder ausschließen können, oder Sie haben hier schon die Ursache gefunden.

Hat die Katze Flöhe, knabbert sie oft auch an ihrem Fell. Grundsätzlich geht sie sich hier an diversen Stellen an ihr Fell, also überall. Und sie juckt und kratzt sich auch.

Ferner entdecken sie meist an den Lieblingsschlafplätzen Ihrer Katze kleine schwarze Punkte, Flohkot.

Wenn Sie das Fell der Katze genau untersuchen, vielleicht gar eine Lupe zu Hilfe nehmen, können Sie bei Befall mit Sicherheit den einen oder anderen Floh oder auch die Milben selber entdecken.

Hat Ihre Katze diese Parasiten, ist dies auf jeden Fall die wahrscheinlichste Ursache für ihr Fellauslecken.

Bevor Sie nun vom Tierarzt ein Floh- bzw. Milbenmittel holen, das den Körper immer auch belastet, sollten Sie zuerst der Natur vertrauen.

Zum einen geben Sie ihr das **homöopathische Mittel Sulfur in der Potenz C30**, **eine hier einmalige und einzige Gabe,** mehr nicht.

Ferner können Sie Ihre Katze 1 bis 2mal am Tag mit einer frischen **Knoblauchzehe** (aufschneiden und mit der offenen Seite über die Katze gehen) sanft abreiben, insbesondere den Hals- und Bauchbereich.

Bei starkem Befall legen Sie auf die Lieblingsplätze Ihrer Katze ebenfalls eine frische Knoblauchzehe.

Und um Ihren gesamten Wohnbereich parasitenfrei zu bekommen, können Sie hier und da weitere Knoblauchzehen auslegen.

Zugegeben, es riecht dann alles nach Knoblauch, aber Sie können ja ab und zu lüften – und die Katze wird nicht mit Chemie belastet.

Wenn Sie eine gute Bezugsquelle haben, dann können Sie Ihre Katze statt mit Knoblauch auch mit frischen **Fenchelblättern** abreiben.

Ebenso können Sie **Kokosöl** wählen, das Sie Ihrer Katze auf eine Stelle in den Nacken geben. Bitte nur eine kleine Stelle im Nacken mit Kokosöl behandeln, denn Öl ist natürlich sehr fettig...

Zusätzlich können Sie Ihrer Katze täglich ein wenig **Bierhefeflocken** (bekommen Sie im Reformhaus oder im Drogeriemarkt) in ihr Feuchtfutter geben.

All dies hilft i.d.R. gut gegen Flöhe bzw. Milben.

Würmer

Manchmal sind auch Würmer die Ursache für ein Fellproblem.

Ältere Katzen haben i.d.R. Bandwürmer. Hier erkennt der aufmerksame Mensch i.d.R. das eine oder andere Bandwurmglied am After der Katze. Dies sieht aus wie eine kleine Nudel.

Katzenkinder können zusätzlich zu Spulwürmern neigen. Diese werden oft erbrochen, so dass der Mensch dies nicht übersehen kann. Sie können mehrere Zentimeter lang sein und ringeln sich ein wenig.

Bei Wurmbefall ist i.d.R. immer auffällig, dass die Katze sehr viel frisst, mehr als sonst, dennoch aber nicht zunimmt, gar eher abnimmt.

Bevor Sie nun die tierärztliche Wurmkur der Katze geben, die ebenso wie Flohmittel Chemie ist und den Körper belastet, versuchen Sie gerne zuerst die Homöopathie.

Bei **Bandwürmern** geben Sie Ihrer Katze das homöopathische Mittel **Cina, Potenz D 3, D4 oder D6** (je niedriger, umso besser; D3 ist hier die niedrigste Potenz). Geben Sie ihr **3mal am Tag,** über den Tag verteilt, jeweils eine Gabe, dies **1 Woche** lang.

Bei **Spulwürmern** wählen Sie das homöopathische Mittel **Abrotanum**, ebenfalls in der Potenz **D 3, D4 oder D6**. Geben Sie ihr auch hier **3mal am Tag**, über den Tag verteilt, jeweils eine Gabe, dies **1 Woche** lang.

Ernährung

Nicht selten ist die Lösung ganz einfach – die Ernährung war bzw. ist schuld. Da dies wirklich sehr oft vorkommt und für sich das durchschnittliche handelsübliche Katzenfutter leider alles andere als prima ist, sollten Sie auf jeden Fall auf eine gesunde und natürliche Katzenernährung achten und testweise einmal das aktuelle Futter nicht weiter geben.

Grundsätzlich sollte die Katze **kein Trockenfutter** bekommen, denn dies ist die ungesündeste und unnatürlichste Ernährung für sich, die zu diversen Beschwerden führen kann, gerade auch zu Hautauffälligkeiten.

Die Katze sollte daher Feuchtfutter bekommen, das jedoch keine ungesunden Zutaten enthält. **Ungesund sind insbesondere Zucker und versteckte Zucker (Caramel, Saccharose, etc.), industrielles Getreide (insbesondere Weizen), Farb- und Konservierungsstoffe.**

Zusätzlich zu hochwertigem Feuchtfutter können Sie Ihrer Katze ab und zu rohes Biofleisch geben (gerne Pute, Hühnchen) oder auch Fisch.

Die perfekte Katzenernährung wäre das Barfen, die reine Rohernährung. Hier versucht man, die natürliche Ernährung, die lebende Maus, so gut wie möglich zu ersetzen. Entsprechend erhält die Katze nicht nur Fleisch, sondern auch Eier (die Schale als Knochenersatz), Innereien, ein wenig Urgetreide oder Reis, etwas Gemüse, Obst, Kräuter. All dies natürlich am besten aus dem Biobereich. Und in den Verhältnissen, wie die Maus es enthält, also viel Fleisch und nur ein klein wenig Gemüse.

Auf jeden Fall wird die Ernährungsumstellung Ihrer Katze gut tun, auch dann, wenn sie sich weiter an ihr Fell geht, weil die Ursache ggf. doch eine seelische ist.

Ab und zu kommen auch Allergien der Katze vor gegen bestimmte Nährstoffe. Wenn Sie diesen Verdacht haben, müssen Sie entweder einen Test machen lassen oder immer nur ein Futter zur Zeit geben und sehen, wie sie jeweils reagiert. Vermeiden Sie aber für sich obige ungesunde Zutaten, denn diese sind oft die ersten, die zu Hautreaktionen führen können.

Doch manchmal gibt es auch Allergien gegen Hühnerfleisch, gegen Fisch, etc., also gegen eigentlich gute Zutaten. Dies müssen Sie bitte entsprechend austesten.

Wurmkur, Flohmittel, Narkose, Antibiotika, Cortison

Die Katze hat eine Wurmkur bekommen, ein Flohmittel, Antibiotika, Cortison oder andere Medikamente? Oder sie hatte eine Narkose, z.B. wegen der Kastration, einer Zahnbehandlung oder Sonstiges?

Und relativ direkt danach begann sie, sich ihr Fell auszulecken?

Wenn Sie in dieser Hinsicht recht deutlich einen zeitlichen Zusammenhang sehen, dann ist es sehr wahrscheinlich, dass diese Mittel die Ursache sind. Denn all dies belastet den Körper, all dies sind Fremdstoffe, wenn nicht gar „Gifte".

Die Haut ist ein Entgiftungsorgan. Und so versucht der Körper der Katze nun, diese Fremdstoffe, diese Gifte, wieder los zu werden, über die Haut. Dies spürt die Katze natürlich, es mag sie jucken, und so geht sie daher hier an ihr Fell.

Hier hilft eine einmalige Gabe des homöopathischen Mittels **Sulfur C 30**.

Wenn eine Katze auf ein schulmedizinisches Mittel derart negativ reagiert, sollte dies für die Zukunft natürlich vermieden werden, soweit möglich.

Impfung

Die Katze wurde geimpft, danach leckt sie sich ihr Fell auffällig?

Auch hier ist es dann deutlich, der zeitliche Zusammenhang eindeutig. Die Impfung war dann mit großer Wahrscheinlichkeit die Ursache für das darauf folgende Fellauslecken der Katze.

Bemerken Sie diese Reihenfolge, denken Sie also an eine Impfreaktion, dann geben Sie Ihrer Katze eine einmalige und einzige Gabe des homöopathischen Mittels **Thuja C 30.**

Warten Sie dann bitte ein paar Tage ab. Ist dann alles gut, prima.

Wenn aber nicht, dann geben Sie Ihrer Katze nachfolgend, frühestens aber 5 Tage nach der Gabe von Thuja, eine auch hier wieder einmalige und einzige Gabe des homöopathischen Mittels **Sulfur C 30.**

Sulfur und Thuja sind so genannte Antidote, sie machen sich gegenseitig zunichte. Daher ist es hier wichtig, einen guten Abstand unter den Gaben einzuhalten, um ganz sicher zu sein, dass das 1. Mittel Thuja wirklich nicht hilft, nicht angezeigt war.

Giftiges

Viele andere kleinere und größere Gifte können ebenso den Körper unserer Katze so belasten, dass ihre Haut reagiert, sie sich in dieser Hinsicht ihr Fell ausleckt.

Es geht hier um die Dauerbelastung mit kleineren giftigen Stoffen, nicht um arge Gifte selber (hier bitte auf jeden Fall zum Tierarzt!).

Diese „kleinen Gifte" können sein:

- ätherische Öle
- Farben
- Pestizide
- aggressive Reiniger
- Schimmel
- Lacke
- Tabakrauch
- etc.

Überprüfen Sie daher in Ihrem Haushalt und in Ihrer Umgebung, wenn Ihre Katze Freigänger ist, ob Ihre Katze regelmäßig mit so etwas in Kontakt kommt.

Wenn ja, muss natürlich, soweit möglich, die Ursache auf jeden Fall abgeschafft werden. Also keine ätherischen Öle mehr verwenden, natürliche

Reiniger benutzen, draußen rauchen, Schimmel entfernen, etc.

Und dann geben Sie Ihrer Katze zur allgemeinen Reinigung ihres Körpers eine einmalige Gabe **Sulfur C 30.**

Dauerhafte Medikamentengaben

Ihre Katze bekommt Medikamente? Seit längerem? In dieser Zeit hat sie begonnen, sich ihr Fell auszulecken?

Bei dauerhaften Medikamentengaben kann eine Fellreaktion sofort auftreten, aber auch erst im Laufe der Zeit. Denn der Körper wird hier ja weiter und weiter belastet, bis es irgendwann zu viel wird. Und dann reagiert der Körper. Hier über die Haut.

In dieser Hinsicht sollten Sie zuerst am besten einmal in Ruhe den Beipackzettel des Medikamentes durchlesen. Werden dort entsprechende Nebenwirkungen geschildert?

Sollten Sie keinen Beipackzettel bekommen haben, recherchieren Sie am besten im Internet; dort findet man i.d.R. sämtliche Informationen.

Vermuten Sie hier einen Zusammenhang, können Sie zum einen einmal mit Ihrem Tierarzt sprechen und nach einem alternativen Medikament fragen.

Besser aber noch wäre, damit Ihre Katze am besten gar nicht mehr mit Medikamenten belastet wird, dass Sie sich an einen guten, erfahrenen und fachkundigen Tierheilpraktiker bzw. Katzenhomöopathen wenden, der Ihre Katze ganzheitlich und sanft mit der Naturheilkunde unterstützt, so dass Ihre Katze, soweit möglich, gar kein Medikament mehr benötigt. Denn jedes Medikament belastet immer auch den Körper und hat mögliche Nebenwirkungen.

Wird ein Zusammenhang in dieser Hinsicht vermutet, dass Medikamente die Ursache für das Fellauslecken sind, kann man dies nur dann wirklich feststellen, wenn die Katze das Medikament nicht mehr bekommt. Ist das Medikament die Ursache, wird ihr Körper sich i.d.R. schnell von selber regenerieren. Alleine durch das Weglassen des Medikamentes geht die Katze sich dann nicht mehr an ihr Fell.

Ansonsten kann man frühestens am Folgetag nach der letzten Medikamentengabe der Katze eine einmalige Gabe **Sulfur C 30** geben zur Körperreinigung.

Natürlich aber darf ein Medikament niemals einfach so abgesetzt werden, wenn die Katze dieses dringend braucht! Dies ist insbesondere dann der Fall, wenn Organe unterstützt werden müssen. Ebenso dürfen manche Medikamente nicht abrupt abgesetzt werden, sie müssen nach und nach aus geschlichen werden, wie u.a. Cortison.

Daher ist es hier absolut erforderlich, dass Sie sich bitte an Ihren Tierarzt wenden bzw. an einen fachkundigen Tierheilpraktiker.

Organbeschwerden

Wenn ein Organ nicht perfekt arbeitet bzw. krank ist, wie hier insbesondere Leber, Nieren, Schilddrüse, so kann auch dies zu Hautauffälligkeiten führen bzw. dazu, dass die Katze sich ihr Fell ausleckt.

Besteht dieser Verdacht, hilft nur, beim Tierarzt ein großes **Blutbild** machen zu lassen, um dies genau zu erfahren.

Wird eine organische Ursache dann festgestellt, muss das Organ behandelt bzw. gezielt unterstützt werden, denn dies ist ja die Ursache.

Von den Auffälligkeiten her kann der Mensch oft fest stellen, dass eine Katze, die unter einer Niereninsuffizienz leidet, auffällig viel trinkt, insbesondere dann, wenn sie kein Trockenfutter bekommt.

Bei einem Leberproblem ist die Katze oft müde und schlapp, ihr Kot sieht meistens gelblich aus.

Und eine Schilddrüsenüberfunktion führt dazu, dass die Katze überaktiv ist, hyperaktiv, oft auch sehr viel frisst, ohne zuzunehmen.

Bemerken Sie bei Ihrer Katze eine oder mehrere obiger Auffälligkeiten, zusätzlich zum Fellauslecken, wäre ein Blutbild beim Tierarzt sinnvoll, um eine genaue Diagnose zu bekommen.

Wird ein Organproblem nun diagnostiziert, sollten Sie sich gleichzeitig wiederum nach der Ursache hierfür fragen. Wenden Sie sich am besten an einen fachkundigen Tierheilpraktiker, der das Organ Ihrer Katze auf natürliche Weise gezielt unterstützt.

Ist alleine die Erkrankung des Organs die Ursache für das Auslecken des Fells, wird das Organ dann gestärkt bzw. gezielt unterstützt, regeneriert es sich, sollte folglich dann auch automatisch die Katze sich nicht mehr an ihr Fell gehen.

Seelische Ursachen

Wenn eine körperliche Ursache ausgeschlossen werden kann für das Felllecken der Katze, muss es einen seelischen Grund geben.

Dies kommt durchaus gar nicht so selten vor. Wenn die Katze ein Problem hat, mit etwas nicht zurecht kommt, unglücklich bzw. unzufrieden ist, mag es sein, dass sie sich an ihr Fell geht. Dies ist dann wie eine Art Ausgleichshandlung, wie eine Kompensation, weil sie einfach nicht weiter weiß, nicht im Gleichgewicht ist.

Hier gilt es nun, diese seelische Ursache zu erkennen. Ist der Grund gefunden bzw. haben Sie eine Vermutung, muss die Ursache auf jeden Fall so verändert werden, dass die Katze besser damit zurecht kommt, wieder glücklich und zufrieden ist und somit keinen Grund mehr hat, sich an ihr Fell zu gehen.

Hier helfen oder reichen niemals homöopathische Mittel, Bachblüten, etc. alleine, wenn die Ursache weiter besteht. Es muss sich also auf jeden Fall etwas ändern, vielleicht müssen auch Sie sich ändern, damit Ihre Katze wieder glücklich wird.

Manchmal aber mag der Auslöser auch in der Vergangenheit liegen, z.B. dann, wenn die Katze vorher ein unschönes Leben führte, vielleicht im Tierheim war, wenn sie einen lieben Kumpel verloren hat, Mensch oder Tier. Hier müssen Sie natürlich auch für Ihren kleinen Tiger da sein, können aber an der Ursache natürlich nichts mehr ändern. Hier reicht das richtige homöopathische Mittel bzw. Bachblüten.

In allen anderen Fällen aber, wie Eifersucht, Langeweile, Kummer, Stress, etc., müssen Sie an dieser Ursache arbeiten und sie im Sinne Ihrer Katze verändern. Sie müssen Ihrer Katze hier also die Ursache nehmen.

Kummer und Trauer

Wenn die Ursache in der Vergangenheit liegt, man hieran entsprechend nichts mehr ändern kann, ist es zum einen wichtig, dass Sie viel für Ihre Katze da sind.

Zeigen Sie ihr, wie schön das Leben ist, spielen Sie mit ihr, bieten Sie ihr wieder Freude an ihrem kleinen großen Katzenleben.

Es mag sein, dass leider ein Katzenkumpel verstorben ist, mit dem sich Ihre Katze gut verstand.

Vielleicht auch haben Sie sich von Ihrem Partner getrennt, den Ihre Katze nun vermisst.

Nicht selten verhält es sich auch so, dass die Katze nun ein ganz wundervolles Zuhause hat, ihre Vergangenheit aber so unschön für sie war, dass dies einfach zu viel für ihre kleine Katzenseele gewesen ist.

Eine Katze, die im Tierheim gelitten hat, mag sich an ihr Fell gehen, auch wenn Sie sie nun aufgenommen haben und sie jetzt ein schönes Zuhause hat.

Dies gilt ebenso für den kleinen Tiger, der vorher bei einem geliebten Menschen gelebt hat, nun aber nicht mehr bei ihm sein kann.

Und natürlich mag dies auch auf die Katze zutreffen, die vorher wirklich Schlimmes erlebt hat, vielleicht einen Unfall hatte, eine schlimme Begegnung, die geschlagen wurde – etwas, das sie einfach nicht verarbeiten kann.

Hat Ihre Katze Kummer oder trauert sie gar, und Sie können diese Situation nicht verändern, dann geben Sie ihr das homöopathische Mittel **Ignatia C 30** einmalig.

Dies hilft der Samtpfote i.d.R. gut, das Gewesene zu verarbeiten, zu akzeptieren, wieder glücklich im Jetzt zu leben, wieder im Gleichgewicht zu sein. Und so wird sie dann auch ihr Fell wieder in Ruhe lassen.

Freigänger wird Wohnungskatze

Ihre Katze war früher Freigänger, draußen gerne unterwegs, Sie sind umgezogen, und nun kann Ihre Katze dort nicht mehr raus? Seitdem leckt sie sich ihr Fell aus?

Wenn hier ein zeitlicher Zusammenhang besteht, dann leidet Ihre Katze unter dem fehlenden Freigang.

Eine Katze, die einmal die Welt draußen kennengelernt hat, die gerne draußen war, die gerne eine Freigängerkatze war, wird als reine Wohnungskatze niemals glücklich werden.

Es gibt wenige Ausnahmen, wenn diese Veränderung für die Katze o.k. ist. Dies ist dann der Fall, wenn die Katze absolut an ihrem Menschen hängt, ihr Mensch ihr wichtiger ist als alles andere. Und wenn hier dann noch dazu kommt, dass die Katze für sich kaum raus ging, lieber drinnen war, sich eh immer in der Nähe aufhielt. Hier kann es sein, dass es für diese Katze wirklich kein Problem ist, wenn sie nun nicht mehr raus kann, vielleicht nur auf einen Balkon. Dann aber ist diese Katze glücklich so, und sie wird daher auch ihr Fell in Ruhe lassen.

In allen anderen Fällen aber, wenn Ihre Katze den Freigang vermisst, gibt es nur eine einzige Lösung:

Die Katze muss wieder den Freigang bekommen!

Nichts anderes wird hier helfen, weder Homöopathie noch Bachblüten, weder mehr Beschäftigung noch ein Katzenkumpel.

Sie müssen eine Lösung finden, dass Ihre Katze wieder raus kann.

Besser wäre natürlich, Sie hätten sich vorher diese Gedanken gemacht und ein neues Domizil gesucht, wo Ihre Katze auch raus kann...

Ansonsten müssen Sie alles durchdenken, wie Sie Ihrer Katze den Freigang wieder gewähren können, auch wenn dies bedeutet, dass Sie noch einmal umziehen, in ein Zuhause, eine Umgebung, die wieder Katzen gerecht ist, so dass Ihre Katze dort wieder draußen Ihre Runden drehen kann.

Vielleicht aber gibt es doch eine Lösung, z.B. wenn Sie im ersten Stock wohnen, die Katze dort durch den gemeinschaftlichen Hauseingang rein und raus zu lassen? Oder über eine Katzenleiter von Ihrem Balkon aus?

Im Sinne Ihrer Katze hilft hier wirklich nur der erneute Freigang. Und wenn Sie Ihre Katze lieben, werden Sie alles durchdenken und alles unternehmen, damit Ihr kleiner Tiger wieder glücklich wird und wieder nach draußen kann, wie vorher auch. Natürlich aber muss die Umgebung katzengerecht sein, und Sie sollen Ihre Katze nicht in der Großstadt raus lassen! Nein, Sie müssen dann wirklich eine andere Lösung finden.

Hängen Sie und Ihre Katze sehr aneinander, vergessen Sie Überlegungen, sie in ein anderes Zuhause ohne Sie zu geben. Denn dann wird sie ebenso unglücklich sein. Versuchen Sie wirklich alles, dass Sie mit Ihrer Katze zusammen bleiben und Ihre Katze wieder raus kann. Ganz ehrlich, auch wenn Sie erneut umziehen müssen.

Seien Sie sicher – bekommt Ihre Katze wieder den gewohnten Freigang, wird sie sich auch nicht mehr ihr Fell auslecken.

Veränderungen

Da jede Katze eine individuelle Persönlichkeit ist, geht jede Katze mit einer Veränderung auch entsprechend anders um. Für die eine ist es überhaupt kein Problem, wenn auf einmal alles neu ist; für die andere Katze aber ist schon alleine das Umstellen des Futternapfes ein Störfaktor.

Entsprechend hängt es von der Persönlichkeit Ihrer Katze ab, wie sie mit einer Veränderung zurecht kommt.

Und sicherlich ist eine minimale Neuerung kaum eine Belastung für den kleinen Tiger, eine große Umstellung aber mag schon eine Herausforderung für ihn sein.

Das Wichtigste bei jeder Veränderung aber ist immer der Mensch, also Sie. Wenn Sie selber sich ganz normal verhalten, Ihre Katze in alles mit einbeziehen, mit ihr reden, es ihr erklären, Sie selber ganz entspannt sind, dann überträgt sich all dies entsprechend positiv auf Ihre Samtpfote und Sie machen ihr jede Veränderung einfacher, gleich ob klein oder groß.

Nicht selten ist die Katze nur daher unentspannt, wenn eine Neuerung ansteht oder stattgefunden hat, weil der Mensch selber sehr aufgeregt ist und sich um seine Katze sorgt. Die Katze spürt dies, spürt die Anspannung und Ängstlichkeit des Menschen, und so ist die Katze „durch den Wind", nur weil der Mensch selber nicht ausgeglichen ist.

Neigt die Katze dazu, sich in solchen Situationen an ihr Fell zu gehen, wird sie dies auch hier, bei Veränderungen, entsprechend wieder übernehmen.

Wenn Sie merken, dass Ihre Katze sich an ihr Fell geht, weil eine Veränderung ansteht bzw. bereits stattgefunden hat, dann denken Sie bitte zuerst an obige Zeilen – dass Sie selber sich ganz normal und entspannt verhalten müssen.

Reicht dies dennoch nicht aus, dann können Sie den kleinen Tiger zusätzlich mit diesen **Bachblüten** unterstützen:

Crab Apple
Honeysuckle
Star of Bethlehem
Walnut

Eifersucht

Oh ja, auch unsere Katzen können eifersüchtig sein. Zwar ist auch dies von Katze zu Katze unterschiedlich, doch wenn die Katze sich nicht ausreichend gerecht behandelt fühlt, sich zurückgesetzt fühlt, wenn sie auf andere Tiere oder Menschen eifersüchtig ist, dann ist sie natürlich unglücklich.

Manche Katze mag hier unsauber werden. Katzen aber, die zum Fellauslecken neigen, werden hier oft ihre Eifersucht mit dem Fellanknabbern kompensieren.

Haben Sie den Verdacht oder ist es gar eindeutig für Sie, dass Ihre Katze eifersüchtig ist, müssen Sie zuerst versuchen, ihr jeglichen Grund für eine Eifersucht zu nehmen. Behandeln Sie alle Ihre Tiere gleich, bevorzugen Sie keines. Beziehen Sie die Katze in alles mit ein, auch in Ihren Alltag. Widmen Sie Ihrer Katze wieder mehr Zeit, seien Sie mehr für sie da.

Es ist egal, ob Ihr kleiner Tiger auf eine andere Katze eifersüchtig ist, auf Ihren Hund, Ihren Partner, Ihr Baby, etc. - Sie müssen alles versuchen, ihr diese Eifersucht zu nehmen.

Natürlich sollen Sie nun Ihre Katze nicht den

anderen Menschen und Tieren gegenüber bevorzugen, aber Sie müssen sich für alle gleich und am besten auch gleichzeitig aufteilen.

Geben Sie wirklich Ihr Bestes und versuchen Sie alles, damit Ihre Katze keinen Grund mehr für eine Eifersucht hat, sie geht sich aber dennoch an ihr Fell, dann können Sie den eifersüchtigen kleinen Tiger mit diesen **Bachblüten** gut unterstützen:

Chicory
Heather
Holly
Vine
Willow

Angst

Wenn eine Katze sehr ängstlich ist, hat sie erst einmal einen Grund hierfür. Dieser mag durchaus in der Vergangenheit liegen, weil sie vielleicht vorher kein schönes Leben hatte, ihr Leid angetan wurde, oder ähnliches. Hier hilft, dass Sie dieser Katze ganz viel Zeit und Geduld geben, damit sie lernt und merkt, dass nun alles gut ist und sie hier bei Ihnen überhaupt keine Angst mehr haben muss.

Wenn die Angst aber aus der Gegenwart begründet ist, also noch aktuell etwas vorhanden ist, dass Ihrer Katze Angst macht, dann müssen Sie alles tun, ihr diese Angst zu nehmen. Ist die Angst Ihrer Katze eigentlich unbegründet, z. B. weil eine andere oder neue Katze nun da ist, diese Katze aber ganz lieb zu Ihrer Katze ist, dann müssen Sie hier vermitteln und durch Ihre Handlungen und Ihre Ausstrahlung Ihrer Katze immer wieder zeigen, dass es überhaupt keinen Grund gibt, hier Angst zu haben.

Hat Ihre Katze jedoch eine begründete Angst in der Gegenwart, müssen Sie die Angst auslösende Ursache, wie auch immer, auf eine gute Weise beheben. Dies ist natürlich nun absolut individuell. So aber mag es vielleicht sein, dass Ihre Katze so ängstlich ist, weil Sie ab und zu Kinder zu Besuch bekommen, die nicht wissen, wie sie sich Katzen gegenüber verhalten sollten. In dieser Situation hat

Ihre Katze Recht, und sie muss hier flüchten können. Es ist nun Ihre Aufgabe, den Besucherkindern zu zeigen, wie man mit Katzen umgeht. Ist dies nicht möglich, hilft bei diesem Beispiel nur, dass Ihre Katze einen Rückzugsort hat, wo die Kinder nicht hin können, wenn sie zu Besuch kommen.

Hier wären nun etliche Beispiele erforderlich, was den Rahmen dieses Buches sprengen würde, weil es für sich zu individuell sein kann.

Grundsätzlich aber gilt es immer, bei begründeter Angst Ihrer Katze, dass Sie eine Lösung finden müssen, dass es keinen Grund mehr gibt, wovor Ihre Katze Angst hat.

Nicht selten aber verhält es sich auch so, dass die Katze daher so ängstlich ist, weil ihr Mensch selber ein ängstliches Verhalten an den Tag legt. Ihre Katze reflektiert, Sie selber nur können die Lösung vorgeben, indem Sie selber wieder Vertrauen haben, selbstsicher sind, zuversichtlich, also alles andere als ängstlich. Sie werden sehen, sobald Sie selber sich anders verhalten, ohne Angst, ohne Sorge, ohne Ängstlichkeit, Sie werden automatisch eine andere Katze haben – eine Katze voller Selbstvertrauen, ohne Angst, ohne Ängstlichkeit.

Kommt Ihre Katze mit ihrer Angst nicht mehr zurecht, leidet sie unter dieser extremen Ängstlichkeit sehr, dann kann es als Folge so sein, dass hier diese Angst der Grund dafür ist, dass Ihr kleiner Tiger sich sein Fell ausleckt.

Überängstliche Katzen können Sie mit diesen **Bachblüten** unterstützen:

Aspen
Mimulus
Rock Rose
White Chestnut

Probleme mit fremden Katzen

Wenn die Katze Freigänger ist und mit anderen Katzen draußen nicht gut zurecht kommt, sie vielleicht ihr Revier nicht ausreichend verteidigen kann, sie von anderen Katzen draußen gestresst wird, sie Angst vor fremden Katzen hat, eine neue Katze bei Nachbarn eingezogen ist, dann kann der kleine Tiger hiermit so überfordert sein, dass er sich daher nun an sein Fell geht.

Nun sollte der Mensch zuerst überprüfen, wie genau die Situation draußen ist. Wie genau verhält sich die eigene Katze? Wie genau verhält sich die fremde Katze? Ist die fremde Katze ein Streuner bzw. bedürftig? Hat die fremde Katze ein Zuhause? Denn hiervon hängt alles weitere ab.

Verhält die fremde Katze sich eigentlich entspannt, dann hat Ihre Katze überhaupt keinen Grund für ein Problem. Sie muss die andere Katze nur akzeptieren. Hier können Sie ihr helfen, indem Sie immer einmal wieder mit ihr zusammen raus gehen, gerade auch, wenn die andere Katze da ist. Reden Sie hier mit Ihrer Katze, dass die andere Katze doch ganz lieb ist, vielleicht sogar ein prima Kumpel werden kann. Strahlen Sie selber Entspannung aus, wenn Sie bei beiden Katzen mit draußen sind.

Ist die fremde Katze ein Streuner bzw. bedürftig,

sucht sie vielleicht nur Futter. Hier kann es sein, dass sie sich daher insgesamt unentspannt verhält. Versuchen Sie, ob die Situation sich entspannt, wenn Sie dieser bedürftigen Katzen draußen Futter hinstellen, entfernt von dem Hauptbereich Ihrer eigenen Katze.

Wenn die fremde Katze ein nicht kastrierter Kater ist, kann auch dies für ein unentspanntes Verhalten von ihm die Ursache sein. Hier wäre zu überlegen, ob Sie mit dem örtlichen Tierschutz sprechen, damit der Kater zumindest kastriert wird. Hat er ein Zuhause, versuchen Sie, seine Menschen auf die Kastration anzusprechen.

Ist die fremde Katze insgesamt recht entspannt, Ihre eigene Katze mag sie aber dennoch nicht akzeptieren, versuchen Sie, ob Sie die zwei ein wenig zueinander bringen können, um so das Verhältnis unter den beiden zu verbessern. Eine gute Möglichkeit ist hier, beiden Katzen draußen gleichzeitig ein Leckerlie zu geben.

Wenn die andere Katze nun aber nicht so ein liebes Tier ist, sondern wirklich „auf Krawall aus ist", wird es natürlich entsprechend schwieriger. Scheitern hier sämtliche „Entspannungs- und Vermittlungsversuche" von Ihnen, müssen Sie die andere Katze leider vertreiben. Dies ist zwar unschön für die andere Katze, aber leider die einzige Lösung erst einmal. Sie können sie vertreiben, indem Sie z.B. immer einen Gartenschlauch in ihre Richtung halten, wenn sie Ihr Grundstück betritt. Ferner sollte Ihre eigene Katze immer eine Möglichkeit haben, nach drinnen zu können, wenn sie auf die andere Katze trifft und diese sich nicht artig verhält. Dies aber ist die unschönste Lösung, zumal die stressige Situation dennoch oft bleibt bzw. zumindest lange anhält. Denn die fremde Katze wird i.d.R. immer wieder versuchen, Ihr Grundstück zu betreten und Ihre Katze zu ärgern.

Hat die andere Katze, die nicht entspannt ist, ein Zuhause, sollten Sie versuchen, mit ihren Menschen zu reden und die Situation schildern. Versuchen Sie herausfinden, was der Grund dafür sein kann, dass diese Katze sich so unleidlich verhält. Vielleicht haben ihre Menschen zu wenig Zeit für sie? Oder sie kommt in ihrem Zuhause mit anderen Tieren oder Menschen nicht so zurecht? Denn hier ist die einzige gute Lösung dann, dass das Zuhause der anderen Katze wieder so schön und harmonisch wird, dass diese Katze sich zum einen wieder mehr dort aufhält und zum anderen insgesamt wieder ein entspanntes Verhalten an den Tag legt.

Bachblüten können hier zwar unterstützen, das Wichtigste hier aber ist auf jeden Fall, das sich die andere Katze entspannt verhält und Ihre Katze lernt, dass sie ihr nichts tut, das alles o.k. Ist.

Diese **Bachblüten** für Ihre Katze können Sie in dieser Situation versuchen:

Elm
Gentian
Larch
Mimulus
White Chestnut

Probleme mit eigenen Katzen

Sie haben mehrere Katzen und Ihre eine Katze kommt mit den anderen nicht zurecht, leckt sich daher ihr Fell aus?

Dann haben Sie eine Aufgabe: Sie müssen nun Ihre Katzen so zueinander bringen, dass es für alle o.k. ist, dass niemand hierunter leidet. Denn erst dann wird Ihre eine Katze wieder glücklich und im Gleichgewicht sein, weil sie sich mit den anderen Katzen besser versteht; und erst dann wird sie sich nicht mehr an ihr Fell gehen.

Entsprechend müssen Sie sich bei mehreren Katzen aufteilen. Sie sollten alle gleich behandeln, keine bevorzugen, allen gerecht werden. Je mehr Katzen Sie haben, umso aufwendiger ist dies natürlich.

Es sind meistens die unterwürfigen Katzen, die sich von anderen Katzen „ärgern" lassen und als Kompensation dann ihr Fell auslecken.

Entsprechend müssen Sie dieser Katze durch Ihre eigene Ausstrahlung, Ihre Worte, Ihr Verhalten, Selbstbewusstsein geben. Machen Sie ihr Mut, sich zu wehren, sich nicht alles gefallen zu lassen. Denn eine Katze, die sich wehrt, wird i.d.R. nicht mehr von anderen Katzen geärgert, weil diese dann keinen Spaß mehr daran haben.

Grundsätzlich sollten Sie hier eine Art der Katzenzusammenführung ausüben. Dies funktioniert immer spielerisch, in ganz kleinen Schritten.

Haben Katzen Probleme untereinander, verstehen Sie sich nicht so gut, müssen Sie am Anfang auf einen guten Abstand unter den Katzen achten. Dies gilt sowohl für die Fütterung als auch das Spiel und das Schmusen. Diesen Abstand können Sie dann nach und nach, in ganz kleinen Schritten, reduzieren. Immer so, dass beide Katzen entspannt bleiben.

Oft hilft auch Beschäftigung und Abwechslung, wenn es Probleme unter Katzen gibt. Es wäre daher gut, den Katzen den Freigang zu gönnen, wenn Ihre Umgebung dies zulässt. Ansonsten sollten Sie viel mit den Katzen spielen, damit sie dann hierdurch ausgelasteter sind.

Wenn Sie mit einem Partner zusammen leben bzw. nicht alleine, dann können Sie sich bei mehreren Katzen auch gerne aufteilen, indem jeder von Ihnen sich mit einer Katze beschäftigt. Auch dies trägt zur allgemeinen Entspannung bei.

Unterstützen können Sie eine Katze, die mit anderen Katzen nicht so zurecht kommt, weil sie von ihnen geärgert wird, mit diesen **Bachblüten:**

Gentian
Larch
Mimulus
White Chestnut

Eine Katze kommt dazu

Sie haben eine weitere Katze aufgenommen und seitdem leckt sich Ihre erste Katze nun ihr Fell weg?

Auch hier ist die Ursache dann eindeutig: Ihre erste Katze ist noch nicht mit dem Neuzugang einverstanden.

Denn natürlich ist dies eine neue Situation. Insbesondere dann, wenn Ihre erste Katze vorher mit Ihnen alleine war, mag sie es nicht gleich einsehen, dass sie nun nicht mehr die „einzige Prinzessin" ist, dass sie nun teilen muss.

Ihre Katze muss nun lernen und erkennen, dass dennoch alles wie vorher bleibt, dass Sie immer noch wie gehabt für sie da sind, und dass die neue Katze eigentlich ein prima Kumpel sein kann.

Entsprechend dürfen Sie sich nun zweiteilen, denn Sie sollten beide Katzen immer gleich und gleichzeitig berücksichtigen.

Versuchen Sie, dass beide Katzen zusammen fressen, spielen, entspannen – immer aber spielerisch und so, wie die Situation sich gerade ergibt. Ist dies anfangs nicht so einfach, achten Sie zu Beginn auf einen guten Abstand unter den Katzen, den Sie nun nach und nach, in kleinen

Schritten, reduzieren. Dies immer so, dass Sie merken, dass es für die Katzen o.k. ist.

Wenn Sie ein Katzenbaby bzw. eine sehr junge Katze zu Ihrer älteren Katze aufgenommen haben, kann es gut sein, dass der junge Tiger einfach zu anstrengend für Ihre ältere Katze ist. Hier sollten Sie viel mit dem Kleinen spielen, damit er so gut ausgelastet ist und Ihre andere Katze mehr in Ruhe lässt. In der gleichen Zeit kann vielleicht ein anderer Mensch sich um Ihre ältere Katze kümmern. Oder Sie reden gleichzeitig mit Ihrer ersten Katze, während Sie mit dem Katzenbaby spielen.

Ist Ihre erste Katze sehr **eifersüchtig**, können Sie sie mit einer einmaligen Gabe des homöopathischen Mittels **Ignatia C 30** unterstützen.

Reagiert Ihre erste Katze sehr ablehnend und eher **aggressiv** auf die andere Katze, können Sie ihr diese **Bachblüten** geben:

Beech
Chicory
Heather
Holly
Vine

Ist aber das Gegenteil der Fall und Ihre Katze **zieht sich zurück**, traut sich nichts mehr, ist traurig, gar ängstlich, wählen Sie diese Bachblüten:

Elm
Larch
Mimulus
Mustard
Willow

Ein Hund kommt dazu

Wenn Ihre Katze bereits Hunde kennt und mag, der Hund selber am besten auch Katzen kennt und mag, dann wird es sicherlich keine Probleme geben, wenn Sie zu Ihrer Katze einen Hund aufnehmen.

In den meisten anderen Fällen aber kann es gut sein, dass Probleme auftreten. Grundsätzlich sollten Sie am besten immer nur einen Hundewelpen zu einer Katze aufnehmen bzw. gleich Katzenbaby und Hundewelpe zusammen aufwachsen lassen. Dann kennen sie sich von Anfang an und es wird gar nicht erst Probleme geben.

Haben Sie nun einen Hund aufgenommen und Ihre Katze leckt sich nun daher ihr Fell aus, müssen Sie sich zum einen aufteilen und beide gleich berücksichtigen, wie eben schon geschildert, wenn Sie eine weitere Katze aufnehmen.

Zusätzlich aber kommt nun hier dazu, dass Katze und Hund sich ja unterschiedlich bis gegenteilig verhalten. Und dies müssen beide erst kennenlernen, wobei Sie selber vermitteln müssen.

Wedelt der Hund z.B. mit dem Schwanz, weil er sich freut, für Ihre Katze aber bedeutet dies „Achtung", dann müssen Sie Ihrer Katze durch Ihre Worte und Ihre Ausstrahlung zeigen, dass der Hund ganz lieb ist und einfach nur erfreut ist.

Dies gilt für sämtliche Gegensätze, die es zwischen Hund und Katze gibt.

Ist Ihre Katze eine Wohnungskatze, kann es ferner zur Eifersucht kommen, weil Sie nun mit dem Hund spazieren gehen, also mit ihm raus gehen, Ihre Katze aber drinnen bleiben muss. Dies kann sie erst einmal nicht verstehen. Hier hilft, dass Sie zuerst mit Ihrer Katze spielen, erst dann mit Ihrem Hund raus gehen.

Ist Ihre Katze dagegen Freigänger, bieten Sie ihr an, mit Ihrem Hund und Ihnen zusammen eine Weile lang spazieren zu gehen – so lange sie mag, sich traut, so lange es noch ihr Revier ist.

Bei einem Hundewelpen, der sich noch recht quirlig verhält, müssen Sie den kleinen Hund viel beschäftigen, also draußen viel mit ihm spazieren gehen und dort mit ihm toben, damit er so ausgelastet ist und für Ihre Katze daher drinnen nicht zu anstrengend wird. Sind Sie zwei Menschen, wäre es gut, wenn in der gleichen Zeit sich der andere mit Ihrer Katze beschäftigt.

Ist Ihre Katze eifersüchtig bzw. fühlt sie sich zurück gesetzt, können Sie sie auch hier mit dem homöopathischen Mittel **Ignatia C 30** unterstützen.

Hat Ihre Katze Angst vor dem Hund, wählen Sie diese **Bachblüten:**

Aspen
Elm
Mimulus
Rock Rose

Neuer Partner

Sie sind (frisch) verliebt und haben einen neuen Partner? Meinen Glückwunsch!

Aber – Ihre Katze muss nun teilen – auf einmal ist da jemand, der Ihre ganze Aufmerksamkeit bekommt, und dies ist nicht Ihre Katze...

Dass Ihr kleiner Tiger nun eifersüchtig wird, dies nicht versteht, sich nun aus purer Verzweiflung an sein Fell geht, kann man eigentlich doch verstehen und nachvollziehen.

Daher ist es ganz wichtig, dass Sie trotz neuer Liebe wie vorher für Ihre Katze da sind.

Wenn Sie (noch) getrennt leben, sollte Ihr Partner zu Ihnen kommen, damit Sie so dennoch bei Ihrer Katze sind. Und beziehen Sie Ihr Samtpfötchen weiterhin, soweit möglich, in alles mit ein.

Lassen Sie Ihren Partner sich mit dem Kätzchen beschäftigen, und schon wird es erkennen, dass der „Konkurrent" eher eine Bereicherung für es ist.

Wenn Sie getrennt leben und die Nächte zusammen verbringen möchten, dann übernachten Sie bei sich und nicht bei Ihrem Partner gemeinsam! Hat Ihr Partner aber auch eine Katze, gebührt auch ihr natürlich das gleiche Recht. Hier ist es leider so, dass Sie die Nächte lieber getrennt in Ihrem jeweiligen Zuhause verbringen sollten.

Und zieht Ihr Partner bei Ihnen ein, ist es ganz wichtig, dass Sie nun Ihre Katze nicht ausgrenzen, sondern sich auch hier so verhalten wie vorher. Beziehen Sie den Tiger in alles mit ein, lassen Sie ihn teilhaben, grenzen Sie ihn nicht aus. Lassen Sie Ihren Partner der Katze auch einmal Futter geben, mit ihr spielen, etc. Und so wird die Samtpfote nicht mehr eifersüchtig sein, hat entsprechend auch keinen Grund mehr, sich an ihr Fell zu gehen, alles wird und ist gut.

Homöopathisch in diesem Fall können Sie die Katze unterstützen mit einer einmaligen Gabe **Ignatia C30.**

Ferner wählen Sie, wenn noch erforderlich, diese **Bachblüten:**

Chicory
Heather
Holly
Vine

Ein Baby ist da

Sie sind Eltern geworden und haben ein Baby bekommen? Auch hier meinen Glückwunsch natürlich!

Schon in Ihrer Schwangerschaft sollten Sie Ihre Katze in alles mit einbeziehen. Freuen Sie sich gemeinsam mit Ihrem Kätzchen, reden Sie mit ihm, erklären Sie ihm alles.

Ist Ihr Baby dann da, sollten Sie sich auch hier der Katze gegenüber wie vorher verhalten.

Wenn es aber so ist, dass nun Ihr Baby allem vor geht, Sie sich nur noch Ihrem Kind widmen, Sie die Katze aussperren, die Katze nicht zum Baby darf, nicht ins Kinderzimmer darf – dann dürfen Sie sich wirklich nicht wundern, wenn Ihr kleiner Tiger nun unglücklich ist und sich aus lauter Verzweiflung sein Fell ausknabbert.

Integrieren Sie Ihre Katze in Ihr nun neues Leben mit Ihrem Baby. Ihre Katze sollte immer dabei sein dürfen, wenn Sie bei Ihrem Kind sind.

Wenn Sie dies so handhaben, wird Ihre Katze auch Ihr Baby schnell akzeptieren, die neue Situation akzeptieren. Und Sie sehen, dass Ihre Katze sich vielleicht entspannt in die Nähe des Babys legt, dass die Katze auf Ihr Baby „aufpasst", etc. Vergessen Sie übertriebene Sorgen und Ängste, dass die Katze dem Kind etwas tut, dass die Katze ganz schlimme Krankheiten auf das Baby übertragen könnte, etc. Denn genau dies führt zum Ausgrenzen und zu einer unglücklichen Katze.

All diese Sorgen sind absolut hausgemacht und unbegründet. Denken Sie daran – wie viele Kinder wachsen glücklich und gesund zusammen mit Tieren auf?! Genau.

Dennoch sollte hier Ihre Katze immer auch Rückzugsmöglichkeiten haben. Denn ein Baby schreit natürlich auch öfter und ist somit auch immer einmal wieder sehr laut für die Katze. Hier muss die Katze eine Möglichkeit haben, sich zurück ziehen zu können, wenn ihr dies lieber ist.

Knabbert der kleine Tiger dennoch an seinem Fell, geben Sie ihm auch hier eine einmalige Gabe **Ignatia C30.**

Kommt die Katze weiter mit der neuen Situation, Ihrem Baby, nicht so zurecht, können Sie mit diesen **Bachblüten** unterstützen:

Chicory
Heather
Holly
Honeysuckle
Vine
Willow

Der Mensch hat zu wenig Zeit

Sie können sich in letzter Zeit weniger Ihrer Katze widmen? Sie sind vielleicht frisch verliebt oder haben einen neuen Job, ein zusätzliches Hobby, etc.? Daher sind Sie nun weniger Zuhause, sind so weniger für Ihren kleinen Tiger da?

Und seitdem leckt Ihre Katze sich ihr Fell aus?

Wenn es sich so verhält, ist der Zusammenhang nur allzu eindeutig.

Ihre Katze ist traurig, sie leidet darunter, dass Sie nun weniger für sie da sind. Sie kann es nicht verstehen – und geht sich so, aus purer Hilflosigkeit, an ihr Fell.

Hier hilft nur eines: **Sie müssen alles versuchen, wieder mehr Zeit für Ihren kleinen Tiger zu haben!**

Reduzieren Sie Ihre Hobbys, laden Sie Ihren neuen Partner zu sich nach Hause ein, arbeiten Sie weniger, soweit möglich.

Versuchen Sie wirklich alles, dass Sie wieder mehr zu Hause sind und so wieder mehr Zeit für Ihre Katze haben. Dann wird sie schnell wieder glücklich sein und ihr Fell automatisch wieder in Ruhe lassen.

Haben Sie jedoch aktuell keine Möglichkeit hierzu, gibt es Verpflichtungen, die Sie eine Weile lang so beanspruchen, dass Sie nichts reduzieren können, dass Sie vermehrt außer Haus sein müssen, dann erklären Sie es Ihrer Katze. Sagen Sie ihr, dass Sie z.B. nun kurz mehr arbeiten müssen, danach aber wieder alles wie vorher wird und Sie dann wieder mehr für Ihre Katze da sein werden.

Und vielleicht ist es möglich, wenn Sie im Moment so viel weg sein müssen, dass zwischendurch doch ein anderer lieber Mensch Ihre Katze einmal am Tag besucht und sich um sie kümmert. Dies sollte natürlich eine liebe Person sein, die Ihre Katze kennt und sehr mag.

Unterstützen können Sie Ihren kleinen Tiger mit einer einmaligen Gabe des homöopathischen Mittels **Ignatia C30.**

Der Mensch ist nicht da

Sie selber sind für eine gewisse Zeit gar nicht da? Sie sind im Urlaub oder Sie müssen für eine Weile woanders wohnen, warum auch immer? Und nun knabbert Ihr kleiner Tiger sein Fell weg?

Klar, Sie fehlen ihm!

Ganz wichtig ist hier, dass Sie in so einer Situation, wenn Sie wissen oder merken, dass Ihre Katze darunter leidet, wenn Sie (länger) nicht da sind, alles versuchen, dass es ihr dennoch gut geht und am besten ein lieber Mensch in dieser Zeit bei Ihrer Katze wohnt oder zumindest täglich ein- bis zweimal vorbeischaut, damit Ihre Katze nicht ganz alleine ist, damit sie Gesellschaft hat, damit sich jemand um sie kümmert. Dieser Mensch sollte Ihre Katze gern haben, sich wirklich mit ihr beschäftigen, genauso wie Ihr kleiner Tiger diesen Mensch bereits kennen und mögen sollte.

Homöopathisch unterstützen können Sie auch hier mit einer einmaligen Gabe **Ignatia C30**.

Als **Bachblüte** wählen Sie **Red Chestnut**.

Der Mensch selber hat Kummer

Wenn Sie selber traurig sind, unglücklich, unzufrieden, wenn es Ihnen selber nicht gut geht, dann ist es gut möglich, dass Ihre Katze mit Ihnen leidet oder nicht versteht, warum es Ihnen so schlecht geht. Insbesondere dann, wenn Sie beide sehr miteinander verbunden sind, kann es hier eine „Koppelung" geben.

Kommt Ihre Katze mit dieser Situation nicht zurecht, ist sie vielleicht damit überfordert, ist es gut möglich, dass sie nun daher ihr Fell ausleckt.

Hier gilt es nun, dass Sie selber alles versuchen, damit es Ihnen wieder besser geht. Natürlich gibt es ganz schlimme und traurige und auch erst einmal ausweglose Situationen. Natürlich können Sie dann nicht zum Alltag übergehen und so tun, als wäre alles gut. Aber dennoch, versuchen Sie, dass Sie selber wieder Freude am Leben haben, glücklich sind, entspannt sind. Tun Sie sich selber täglich etwas Gutes!

Seien Sie sicher: Wenn es Ihnen selber wieder besser und gut geht, wird auch Ihre Katze wieder glücklich und im Gleichgewicht sein und ihr Fell wieder in Ruhe lassen.

Homöopathisch unterstützen können Sie Ihren

kleinen Tiger hier mit **Ignatia C30.**

Die **Bachblüte Red Chestnut** können Sie zusätzlich versuchen.

Was nicht hilft

Immer wieder erhalte ich Anfragen bzw. gehe ich in eine individuelle Beratung, wenn sich die Katze ihr Fell ausknabbert, wenn vorher schon einiges versucht wurde, meistens nach schulmedizinischer Behandlung.

Der Tierarzt bzw. die Schulmedizin geht leider nicht an die Ursache, sieht nicht das Ganze. Er therapiert rein symptomatisch. Und er therapiert mit Medikamenten, die nicht nur nicht helfen, sondern den Körper auch noch zusätzlich belasten.

Cortison ist oft das erste Mittel der Wahl eines Tierarztes bei Hautauffälligkeiten. Dies kann nicht helfen, weder wenn z.B. die Ursache eine vorherige Überbelastung mit schulmedizinischen Mitteln war, noch wenn die Ursache eine seelische ist. Der Körper wird durch das Cortison nur noch weiter belastet, die Katze aber leckt sich weiter ihr Fell aus.

Das gleiche gilt für sämtliche **weiteren Medikamente**, die der Tierarzt beim Fellauslecken der Katze gibt.

Geht der Mensch nun dennoch weiter mit seiner Katze zum Tierarzt, kann es sogar sein, dass dieser nun der Katze Hormone gibt. Denn dies wurde, aus schulmedizinischer Sicht, ja noch nicht versucht.

Jede Wette, auch dies hilft nicht.

Spätestens jetzt sollte man sich an einen guten Katzenhomöopathen und Katzenpsychologen wenden bzw. einen Tierheilpraktiker, der wirklich ganzheitlich arbeitet und sich auch mit der Seele der Katze auskennt. Besser noch wäre natürlich, Sie würden dies gleich zu Anfang tun, bevor die Katze unnötige Medikamente bekommt.

Ober aber natürlich, Sie lesen rechtzeitig dieses Buch.

Gut und richtig ist aber durchaus, die Katze ggf. einmal vom Tierarzt untersuchen zu lassen, vielleicht einen Bluttest machen zu lassen, damit eine körperliche Ursache im Hinblick auf z.B. Organprobleme ausgeschlossen bzw. festgestellt werden kann.

Übersicht

der homöopathischen Mittel

Abrotanum
Eberraute

bei Bandwürmern

Cina
Zitwerblüten

bei Spulwürmern

Ignatia
Ignatiusbohne

bei Kummer, Trauer, Verlust, Eifersucht

Sulfur
Schwefelblüte

zur allgemeinen Körperreinigung, wenn der Körper überlastet wurde mit Medikamenten, Impfung, Wurmkuren, Flohmitteln und bei Belastung mit Schadstoffen; gegen Parasiten

Thuja
Lebensbaum

bei sichtbarer Reaktion auf insbesondere Impfungen, aber auch Medikamente

Übersicht aller Bachblüten

NAME	angezeigt für diese Katze:
Agrimony	kann nicht alleine sein, braucht Harmonie und Zuwendung, ruhelos und angespannt
Aspen	Angst, schreckhaft und nervös; kann nicht alleine sein, zittert oder beißt vor Angst
Beech	Einzelgänger, Aggressionen und Anpassungsschwierigkeiten, intolerant und angriffslustig
Centaury	traurige Vergangenheit, leidet still, erduldet alles, unterwürfig, sensibel und empfindlich
Cerato	kaum selbstbewusst, hängt sehr an ihren Menschen; kann nicht alleine sein, ist unsicher, unentschlossen, neigt zu schwankenden Stimmungen

Cherry Plum aggressiv, gar gewalttätig, neigt zu Wutausbrüchen; Alleinsein macht ihr Angst, kratzt und beißt schnell

Chestnut Bud ewiges Katzenkind, von seinen Menschen sehr abhängig; ungeduldig und unvorsichtig, lernt schlecht und langsam

Chicory hysterische Chefkatze, braucht Aufmerksamkeit, möchte immer im Mittelpunkt stehen; teilt nicht gerne, besitzergreifend

Clematis wenig ängstlich, oft lustlos und abwesend; verfehlt im Sprung oft das Ziel

Crab Apple extremer Putzzwang, sehr reinlich, putzt und leckt sich ständig

Elm sonst starke Katze, aber plötzlich ängstlich; starker Stress kann zu plötzlichem Zusammenbruch führen; sehr nervös.

Gentian	meidet entsprechende Situationen und Plätze aufgrund schlechter Erfahrungen; wenig Selbstvertrauen; neigt zu Apathie
Gorse	sehr erschöpft bis apathisch nach schwerer Krankheit; keine Hoffnung mehr nach Enttäuschung oder Trennung; gibt sich gar auf
Heather	egoistisch, sehr schmusig, fordert Aufmerksamkeit und Zuwendung, steht gerne im Mittelpunkt; verwöhnt und wählerisch, schnell beleidigt; oft unsauber
Holly	starke Eifersucht, Wut und Aggressionen; unruhig und nachtragend; Futterneid; aggressiv zu anderen Katzen
Honeysuckle	Kummer und Trauer; Veränderungen fallen schwer; Heimweh; hängt sehr am Menschen, streitet nie; oft unsauber

Hornbeam	übergewichtig und unzufrieden, müde, faul und lustlos
Impatiens	gewalttätige Aggressionen, unabhängiger Einzelgänger; sehr aktiv, ungeduldig, gereizt, unruhig und nervös
Larch	eifersüchtig; Schwierigkeiten, sich anzupassen; hat wenig Selbstvertrauen, ist immer unterlegen, hängt sehr am Menschen
Mimulus	schüchtern und scheu, ängstlich: ist nicht gerne alleine und kann sich aus Angst aggressiv verhalten
Mustard	traurig ohne Grund; zieht sich zurück, schläft viel und hat wenig Appetit
Oak	hyperaktiv und nervös; gibt nie auf; akzeptiert andere Katzen schnell

Pine	oft übergewichtig, traurige Vergangenheit bzw. hat schlechte Erfahrungen gemacht; leidet entsprechend; vorsichtig und scheu
Red Chestnut	kümmert sich, vom Menschen abhängig; ist nicht gerne alleine; übernimmt oft die Mutterrolle; scheinträchtig
Rock Rose	panische Angst und Todesangst; kann aus Angst aggressiv sein, überängstlich; versteckt sich bei Fremden
Rock Water	braucht einen strengen Tagesablauf; verspannt und steif; lässt sich kaum anfassen, frisst nicht viel
Scleranthus	launisch und sprunghaft, beißt vor Angst; wechselhaftes Verhalten; Hormonumstellung wie z.B. Kastration können ihr zu schaffen machen

Star of Bethlehem	Schock und Trauma oder starke Verletzungen haben einen seelischen Schmerz verursacht; apathisch, verweigert das Futter, braucht viel Trost
Sweet Chestnut	leidt im Tierheim sehr; konfrontiert mit einem seelischen Ausnahmezustand und Hoffnungslosigkeit
Vervain	nervös, verspannt, dominant; Chefkatze mit starkem Willen; regelmäßiger Tagesrhythmus; frisst viel, nimmt aber nicht zu; markiert oft oder ist unsauber
Vine	dominante Chefkatze, Aggressionen; sehr selbstsicher, aufsässig, starker eigener Wille; aggressiv aus Eifersucht; markiert und ist schnell unsauber
Walnut	aus dem Gleichgewicht durch Veränderungen; akzeptiert neue Situation nicht; läuft zum alten Zuhause zurück; kann sich nicht eingewöhnen

Water Violet	unabhängige Einzelkatze, distanziert, sehr stolz; wenig Interesse an anderen; ein neues Zuhause fällt ihr schwer
White Chestnut	nervöses Kratzen und Beißen: innere Ruhe fehlt; meidet erlebte, gefährliche Situationen; stur
Wild Oat	neues Zuhause ist für sie nicht einfach; unausgeglichen; weiß nicht, was sie möchte
Wild Rose	gleichgültig und passiv, gar apathisch; gibt sich auf bei Krankheit
Willow	schnell beleidigt, launisch und nachtragend; Eifersucht und Futterneid; braucht Zuwendung; knurrt und maunzt vor sich hin
Rescue-Remedy	Notfall-Tropfen bzw. -Globuli; können Leben retten; überbrücken (kurze) Zeit bis zur tierärztlichen Hilfe; nach Schock und Unfall

Weitere Katzenbücher

von Kirsten Schulitz

Das Katzengesundheitsbuch
Krankheiten vermeiden
und das Immunsystem stärken
mit einer gesunden Katzenernährung
ohne körperliche und seelische Belastungen
ISBN 9783738627459

Symptomatische Homöopathie für Katzen
Homöopathische Hausapotheke
ISBN 9783848221943

Ganzheitliche Katzenfibel
Alternativer Ratgeber
für ein glückliches und gesundes Katzenleben
ISBN 9783837092882

Samtpfötchen genannt
Katzengedichte
ISBN 9783734717482

Kirsten Schulitz im Internet

www.Katzensprechstunde.de

Ganzheitliche Katzenberatung online und weltweit
Katzenhomöopathie und Katzenpsychologie

www.Katzenportal.net

Das ganzheitliche Katzenportal
Was Sie wissen sollten, wenn Sie mit Katzen leben...

www.KirstenSchulitz.de

Homepage Kirsten Schulitz

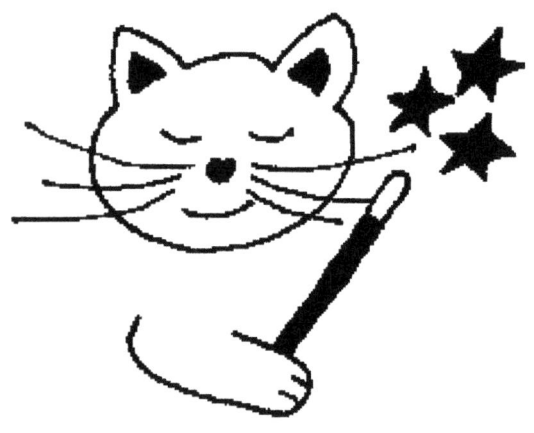